Sondes Laajimi
Haifa Bradai
Nabil Chebbi

Aprendizagem baseada na simulação na Faculdade de Medicina de Sousse

Sondes Laajimi
Haifa Bradai
Nabil Chebbi

Aprendizagem baseada na simulação na Faculdade de Medicina de Sousse

ScienciaScripts

Cover image: www.ingimage.com

This book is a translation from the original published under ISBN 978-620-6-71834-5.

Publisher:
Sciencia Scripts
is a trademark of
Dodo Books Indian Ocean Ltd. and OmniScriptum S.R.L publishing group

120 High Road, East Finchley, London, N2 9ED, United Kingdom
Str. Armeneasca 28/1, office 1, Chisinau MD-2012, Republic of Moldova, Europe
Printed at: see last page
ISBN: 978-620-8-12992-7

Antecedentes: A simulação de cuidados de saúde tornou-se uma técnica de ensino crucial em várias disciplinas médicas. Esta abordagem, que recorre à realidade virtual ou a doentes estandardizados para reproduzir cenários clínicos, tem-se revelado essencial na preparação dos estudantes de medicina para situações de alto risco, garantindo a gestão segura e eficaz de doentes críticos através da aquisição de competências técnicas, do trabalho em equipa e da capacidade de gerir cenários excepcionais. Os objectivos deste estudo foram avaliar os conhecimentos teóricos dos estudantes antes e após o treino baseado em simulação (SBT) do módulo "Ressuscitação Cardiopulmonar Avançada (RCP)", avaliar as suas competências técnicas e não técnicas e descrever a sua satisfação.
Métodos: Um estudo pré-experimental realizado na Faculdade de Medicina teve como objetivo avaliar objetivamente o impacto da FBS nos conhecimentos teóricos, nas competências técnicas e nas competências não técnicas dos estudantes de medicina licenciados durante a sua formação avançada em RCP: Demonstrámos que a FBS foi altamente valorizada pelos alunos e levou a melhorias significativas nos seus conhecimentos teóricos. Houve uma correlação positiva entre as pontuações do pré-teste e do pós-teste, com um coeficiente de correlação de r = 0,474, p < 0,0001, r^2 = 0,245. Relativamente às competências técnicas, 69,8% melhoraram a sua técnica de massagem cardíaca externa (MCE) até ao dia do teste, enquanto 14 (16,3%) apresentaram um declínio (p < 0,001). Além disso, as "habilidades não técnicas" (NTS) foram avaliadas usando o escore de Habilidades Não Técnicas em Anestesia (NTSA) entre esses alunos, 85 (89,5%) melhoraram seus escores, enquanto 10 (10,5%) mantiveram seus escores iniciais (p < 0,001). No final das sessões de treinamento, foi encontrada uma forte correlação estatisticamente significativa entre a soma dos escores do pós-teste, o escore ANTS, o escore de massagem cardíaca e o escore final do exame prático simulado "ECOS" (r = 0,762, p < 0,001, r^2 = 0,581). A satisfação dos alunos foi avaliada; no geral, as impressões dos alunos foram maioritariamente excelentes em mais de 50% das respostas.
Conclusão: A contribuição do estudo para o crescente conjunto de evidências que apoiam a integração da aprendizagem baseada em simulação na educação médica inicial é particularmente digna de nota. A simulação pode acelerar a aquisição de competências e melhorar a transição de conhecimentos e a confiança face a cenários críticos da vida real.
Palavras-chave: Simulação, Estudantes de medicina, Educação, Graduação, Reanimação cardiopulmonar

A simulação é considerada uma das principais técnicas de ensino nas ciências da saúde em vários domínios. A Haute Autorité de Santé (HAS) francesa definiu, em 2012, a simulação em saúde como "a utilização de equipamentos, de realidade virtual ou de um doente normalizado para reproduzir situações ou ambientes de cuidados de saúde, com o objetivo de ensinar procedimentos diagnósticos e terapêuticos, ensaiar processos e conceitos médicos ou a tomada de decisões por um profissional ou uma equipa de profissionais de saúde"(1).

A simulação nos cuidados de saúde tornou-se necessária no ensino das disciplinas médicas ditas de "alto risco". A segurança e a inocuidade da gestão do estado crítico de um doente dependem da aprendizagem de gestos técnicos e terapêuticos segundo um algoritmo de gestão e de uma boa interação entre os diferentes membros da equipa envolvidos(2).

A simulação pode reproduzir uma situação excecional ad infinitum, oferece uma aprendizagem sem riscos tanto para o paciente como para o aluno e permite trabalhar os aspectos cognitivos, técnicos e humanos. Está associada a um aumento dos conhecimentos e das competências dos alunos e contribui para melhorar o prognóstico dos doentes (3).

Para avaliar o impacto da formação baseada na simulação, a HAS recomenda a utilização do modelo de Kirkpatrick. Este modelo divide a eficácia da intervenção pedagógica em 4 níveis, em função das mudanças comportamentais efectuadas pelos alunos. Cada nível é construído a partir das informações fornecidas nos níveis precedentes (4).

Na formação contínua, a simulação em saúde começa a ganhar terreno em França; atualmente, na formação médica inicial, o desenvolvimento da simulação conduziu à criação de exames clínicos objectivos e estruturados (OSCE) para os estudantes de medicina, que constituem uma forma de simulação ao colocar os estudantes em situações que lhes permitem não só aprender, mas também ser avaliados sumariamente(5).

A nova reforma dos estudos médicos, introduzida na Faculdade de Medicina de Sousse em 2016, adoptou um programa de estudos baseado em competências e centrado no aluno, utilizando novos métodos e recursos de aprendizagem ativa, como a simulação, a aprendizagem baseada em casos (CBL) e a aprendizagem baseada em equipas (TBL). Estes novos métodos de aprendizagem precisam de ser avaliados.

RCP "reanimação cardiopulmonar avançada" é um bloco concebido para os alunos do DCEM3. Foi recentemente introduzido durante o ano letivo de 2020-2021 como um módulo a ser ensinado por simulação (Anexo 1). Através deste estudo, realizámos uma abordagem avaliativa estruturada de acordo com o modelo de Kirkpatrick (níveis 1 e 2) do contributo pedagógico deste método de aprendizagem, ministrado na Faculdade de Medicina de Sousse e dedicado aos alunos do DCEM 3 no ano letivo de 2022-2023.

Os objectivos do nosso estudo :

Avaliar o nível de conhecimentos teóricos e de competências técnicas e não técnicas dos alunos do DCEM3 antes e depois da aprendizagem por simulação do módulo "RCP avançada".

-descrever os níveis de satisfação dos alunos com a formação em simulação no módulo "RCP avançado

I. ***Tipo de estudo:***

Trata-se de um estudo pré-experimental que teve lugar na Faculdade de Medicina de Sousse, envolvendo o nível DCEM3 em termos de RCP durante o ano letivo de 2022-2023.

II. ***População do estudo :***

Incluímos no nosso estudo todos os alunos do DCEM 3 que estiveram presentes durante o seu Bloc CPR no ano letivo de 2022-2023.

Os estudantes foram divididos pela administração da faculdade em 5 grupos, cada grupo composto por cerca de 40 estudantes divididos em dois centros de formação

Para cada grupo, realizámos um treino de simulação híbrida com manequins de baixa fidelidade.

1. **Critérios de inclusão :**

-Todos os estudantes de medicina inscritos no DCEM 3 da Faculdade de Medicina de Sousse

-alunos que se candidataram à formação em RCP

2. **Critérios de exclusão :**

Alunos que faltam ao pós-teste, ao pré-teste ou ao exame

3. **Critérios de não-inclusão :**

- estudantes não autorizados a efetuar o exame CPR

III. ***O curso :***

A formação decorreu de acordo com um programa pré-definido, essencialmente sob a forma de workshops práticos de simulação distribuídos por dois dias.

Todos os alunos fizeram um pré-teste e um pós-teste para avaliar o seu nível de conhecimentos.

Foi efectuado um sorteio prévio para identificar dois grupos para os quais foram avaliados procedimentos não técnicos utilizando a pontuação ANTS e um procedimento técnico, a massagem cardíaca externa (ECM). Os temas leccionados foram o Workshop 1: Suporte Básico de Vida (SBV) e desfibrilhação.

Workshop 2: Gestão de um doente em estado crítico utilizando a abordagem ABCDE.

Workshop 3: Gestão das vias aéreas.

Workshop 4: Monitorização do ECG e reconhecimento/algoritmo do ritmo para taquicardia e bradicardia Workshop 5: Ritmos chocáveis e reanimação após paragem cardiorrespiratória.

Workshop 6: Ritmos não chocáveis e a decisão de parar a reanimação.

Workshop 7: circunstâncias especiais em caso de acidente de viação

Para cada grupo

PASSO 1:

O dia da formação Acolhimento, recordação dos objectivos do módulo CPR, dos objectivos dos diferentes ateliers práticos; desenrolar do dia.

A formação começou com um pré-teste sob a forma de perguntas de escolha múltipla (MCQ) (ver anexo 2). Era composto por 15 perguntas relacionadas com os principais objectivos da formação.

Esta fase é utilizada para avaliar os pré-requisitos teóricos dos alunos cujo suporte teórico foi previamente enviado para a plataforma da UVT.

ETAPA 2: Corresponde à formação propriamente dita sob a forma de vários workshops práticos (ver anexo 3).

Uma avaliação no início da formação (Workshop 1) de uma competência técnica selecionada, que foi a Massagem Cardíaca Externa (MCE), apenas para os grupos selecionados aleatoriamente (ver anexo

4). As competências não técnicas foram avaliadas de acordo com a pontuação "ANTS" durante o curso de formação, durante os cenários de simulação "Case-Teach" (n.º 1, 2, 3, 4) em que o formando desempenha o papel de "Chefe de Equipa" num esforço de equipa para gerir um doente em estado crítico (ver apêndice 5).

ETAPA 3: No final do dia de formação, avaliámos a aprendizagem do aluno através de um teste teórico (pós-teste).

Um exame prático (Cenário Clínico) sob a forma de uma estação OSCE para todos os alunos presentes no exame Avaliámos os procedimentos não técnicos nos grupos selecionados aleatoriamente de acordo com a pontuação ANTS, bem como o procedimento técnico, que foi o MCE. Por fim, concluímos com uma avaliação da satisfação dos alunos com este método de aprendizagem baseado na simulação, utilizando uma grelha de satisfação.

IV. Duração e locais dos cursos :

A duração média da formação foi de oito (08) horas e decorreu em paralelo em dois centros de formação com simulação:

*CESIM da Faculdade de Medicina de Sousse

*Centro de formação SAMU 03

V. O instrumento de medição :

Foram selecionados e validados 3 instrumentos de medição de acordo com o nível de avaliação de Kirkpatrick:

O modelo Kirkpatrick definiu um modelo de avaliação da formação baseado em 4 níveis de avaliação (ver Anexo 6)

1. **O primeiro nível**, denominado "reação", é utilizado para avaliar a satisfação dos alunos. Uma grelha de avaliação da satisfação do formando fornecida aos alunos no final da sessão; grelha validada a nível institucional (CESIM). (Ver Anexo 7).

2. O segundo nível mede a "aprendizagem" em termos de conhecimentos, competências e atitudes adquiridos durante as suas experiências de aprendizagem.

Um questionário médico auto-preenchido (inspirado no questionário ESL da plataforma ERC) para avaliar os conhecimentos prévios dos alunos (Pré-teste).
Este questionário contém 14 perguntas, das quais cerca de 30% representam o nível taxonómico 3.

Uma grelha de avaliação das competências técnicas
e não técnicas:
Uma grelha de avaliação da técnica de massagem

RESCAPE-CM em termos de MCE em crianças mais velhas e adaptada para adultos. A técnica de massagem cardíaca foi avaliada em dois grupos selecionados aleatoriamente (D e E), com base em 13 critérios, sendo cada critério pontuado com um ponto.
**Estes critérios foram os seguintes método de massagem adequado a um adulto, posicionamento da vítima numa superfície dura, frequência correta, razão de compressão; razão compressão/ventilação 30/2, depressão correta do tórax, minimização do tempo de interrupção da massagem cardíaca, a mão está corretamente colocada no tórax, os dedos não descansam no tórax, posicionamento lateral em relação à vítima, braços estendidos com os cotovelos bloqueados, depressão do tórax perpendicular ao eixo do corpo e o calcanhar da mão não sai do tórax durante a fase de relaxamento.

S Uma grelha de avaliação das competências não técnicas: o score "ANTS": Competências Não Técnicas em Anestesia.

3. **o terceiro nível,** denominado "transferência", para

avaliar as alterações e modificações do comportamento dos aprendentes no seu ambiente de trabalho

4.**o quarto nível,** denominado "resultado", identifica o impacto da formação em simulação nos cuidados prestados aos doentes. Não foi possível avaliar os níveis 3 e 4 durante o nosso estudo, uma vez que o bloco CPR não estava associado a um estágio prático que nos permitisse observar os nossos alunos no seu ambiente de trabalho.

VI. ***Análise dos dados :***

Para o estudo descritivo: a normalidade da distribuição das variáveis foi verificada através do teste de Kolmogorov-Smirnov. As variáveis contínuas foram expressas de acordo com uma distribuição normal através das suas médias e desvio padrão e as variáveis descontínuas através das suas proporções.

Para a análise univariada, as médias foram comparadas utilizando o teste t de Student e o teste para amostras independentes, e as percentagens foram comparadas utilizando o teste do Qui-quadrado. A correlação de Pearson foi utilizada para procurar correlações entre as variáveis contínuas de interesse.

O teste ANOVA foi utilizado para comparar as notas médias entre os diferentes grupos de alunos.

Um $p<0,05$ foi considerado significativo.

VII. ***Considerações éticas :***

O preenchimento do questionário foi sujeito ao consentimento escrito e informado dos candidatos e à autorização individual e institucional.

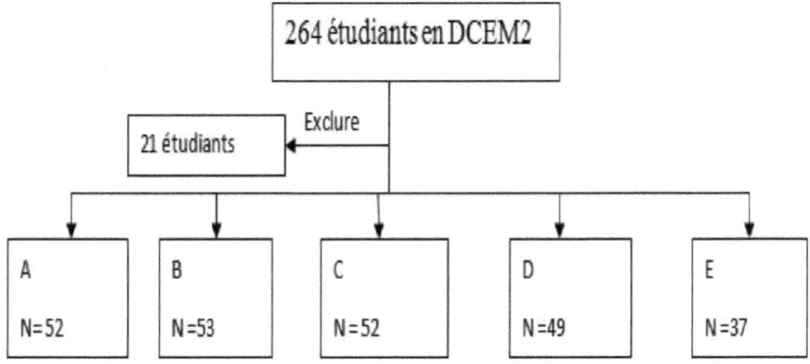

Figura 1: Fluxograma do estudo

A. Estudo descritivo

I. Caraterísticas da população em geral

Esta coorte de estudantes de medicina do 5° ano é composta por 264 estudantes divididos em 5 grupos

21 foram excluídos desta análise, incluímos 243 alunos

1. Repartição dos alunos por género :

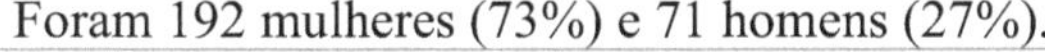

Foram 192 mulheres (73%) e 71 homens (27%).

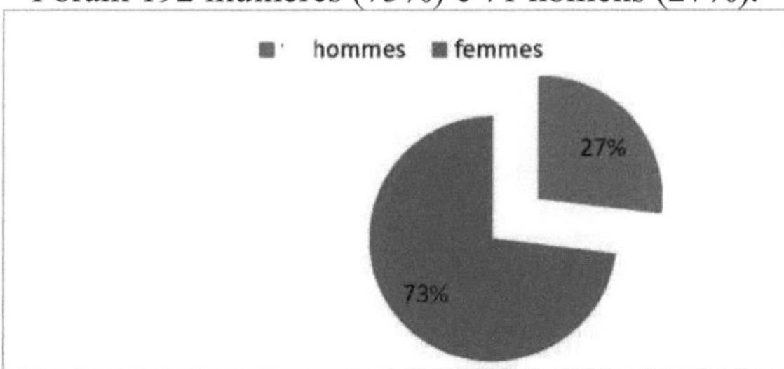

Figura 2: Distribuição dos estudantes por género

2. Repartição dos alunos por idade :

A idade média da nossa população era de 23,6 anos (±0,7), com extremos que variavam entre 22 e 28 anos.

3. **Repartição dos alunos por grupos :**

Os grupos A, B e C têm entre 52 e 53 alunos, exceto o grupo D, que tem 49 alunos, e o grupo E, que tem 37 alunos.

Quadro I: Repartição por grupos

Nome do grupo	Número (N)
A	52
B	53
C	52
D	49
E	37

II. Avaliação da aprendizagem (nível 2 de Kirkpatrick)

1. Avaliação da formação teórica (avaliação dos "conhecimentos") antes e depois do curso

a. Notas pré e pós-teste

Entregámos a cada grupo um questionário de auto-preenchimento antes e depois do dia de formação. Este questionário é composto por 14 perguntas com níveis taxonómicos que variam de 1 a 3, de acordo com a tabela de especificações. Atribuímos a cada aluno uma pontuação de 20 valores.

A mediana da pontuação no pré-teste foi de 9,5 [7,75 - 12],

a mediana da pontuação no pós-teste foi de 13 [14,75 - 11,5].

Esta diferença foi estatisticamente significativa ($p<0,0001$).

No final do dia de formação em RCP, 205 (84,4%) dos alunos tinham melhorado a sua nota, 26 (10,7%) tinham regredido e 12 (4,5%) tinham a mesma nota inicial.

As pontuações dos diferentes grupos estão resumidas no quadro seguinte.

Quadro II: Pontuações do pré e pós-teste por grupo

Grupo	*Mediana [IIQ]*		
	Pré-teste	**Pós-teste**	**p**
A	14 [12,31 -15,37]	14,25 [12,62 -15,5]	0.07
B	9,6 [8,3 - 11,18]	12,75 [11,68 -15]	0.005
C	9 [11,5 - 8]	13,75[11,68 - 15,56]	0.001
D	9 [6,9 - 10]	13 [11,5 - 14,56]	0.001
E	7,75 [6,12 - 9]	11[10 - 12,75]	0.012
Todos os grupos	9,5 [7,75 - 12]	13 [14,75 - 11,5]	**<0.0001**

b. Pontua perguntas ao nível da taxonomia 3

Quatro perguntas apresentavam uma taxonomia de nível 3 sob a forma de um MCQ de escolha múltipla ou de um QROC. Trata-se das perguntas 2, 8, 11 e 14.

Relativamente à pergunta 2: **no pré-teste, 190 (72%)** dos alunos obtiveram a classificação máxima.

No pós-teste, verificámos uma melhoria, com **235 (96,7%)** a receberem a nota máxima, embora 9 (3,3%) tenham recebido um zero.

Verificámos que 49 (20,2%) melhoraram a sua pontuação, e **82%** dos que tinham obtido zero no pré-teste melhoraram a sua pontuação, embora 4 (1,6%) tenham regredido.

A melhoria da nota da questão 2 conduziu a uma melhoria da nota do pós-teste, com uma diferença estatisticamente significativa (p=0,003).

Relativamente à pergunta 8: **no pré-teste,** 126 **(51,8%)** alunos obtiveram uma classificação > média, dos quais 42 (17,3%) obtiveram a classificação máxima, contra 117 (48,14%) que obtiveram uma classificação inferior à média, dos quais 109 (44,9%) obtiveram zero.

No pós-teste, 77 (31,7%) obtiveram uma nota completa, dos quais 168

(69,2%) tiveram uma nota > à média. 72 (29,6%), no entanto, obtiveram um zero. Foi registada uma melhoria em 91 (37,4%) dos casos. Sabendo que a melhoria da nota na questão 8 influenciou significativamente a melhoria da nota no pós-teste (p=0,003), e que cerca de 25% dos participantes tiveram zero no pré e no pós-teste.

Relativamente à questão 11: **no pré-teste**, apenas 39 (16%) alunos obtiveram nota máxima, **54 (22,2%)** obtiveram nota > média; 189 (77,8%) alunos obtiveram nota zero.

No pós-teste, 71 (26,9%) obtiveram a nota máxima, contra 163 (67,1%) que obtiveram um zero.

75 (30,8%) obtiveram nota acima da média. Sabendo que 54% mantiveram a nota zero no pré e pós-teste. Notámos uma melhoria em apenas 62 alunos (25,5%).

A não melhoria da pontuação da pergunta 11, que trata do "tratamento da taquicardia mal tolerada", está significativamente correlacionada com a não melhoria da pontuação do "tratamento da taquicardia mal tolerada". pós-teste (p=0,007).

Relativamente à pergunta 14: **no pré-teste**, **apenas 2 alunos (0,8%)** obtiveram a nota máxima, enquanto 82 (33,9%) obtiveram um zero e 166 (68,3%) obtiveram uma nota inferior à média.

No pós-teste, verificámos uma melhoria em 126 (52,1%) dos alunos; **34 (14%)** obtiveram uma nota completa e 132 (54,3%) obtiveram uma nota > média.

Tabela III: Pontuação das perguntas de nível III

Questão	Nota completa N (%)	Zero N (%)	Abaixo da média N (%)	Acima da média N (%)
Q2 pré	190 (72)	53 (21,8)	-	
Posto Q2	235 (96,7)	9 (3,3)		
8 prados	42 (17,3)	109 (44,9)	117 (41	126 (51,8)
Posto Q8	77 (31,7)	72 (29,6)	75 (30,8)	168 (69,2)
Q11 antes	39 (16)	189 (77,8)	189 (77	54 (22,2)
Posto Q11	71 (26 ,9)	163 (67,1)	168 (69,2)	75 (30,8)
Q14 antes	2 (0,8)	82 (33,9)	166 (68	77 (31,6)
Posto Q14	34 (14)	52 (21,4)	111 (45,6)	132 (54,3)

2. Avaliação da aprendizagem técnica e não técnica (avaliação do "saber fazer/savoir être") antes e depois do curso de formação

Selecionámos dois grupos ao acaso D (N=49) e o grupo E (N= 37) para avaliar as competências técnicas e não técnicas

a. Avaliação da técnica de massagem cardíaca

Foi atribuída uma primeira nota para uma primeira passagem durante a sessão de aprendizagem do grupo em causa e a segunda durante o exame final.

A massagem cardíaca é classificada de acordo com uma grelha com uma pontuação máxima de 13

A mediana da pontuação inicial foi de 11 [9 - 12], a mediana da pontuação final foi de 12 [10,75 - 13].

Verificámos que 12 (14%) dos dois grupos tinham uma técnica excelente desde o início (desde o início do dia de formação); e que 60 (69,8%) melhoraram a sua técnica de massagem cardíaca no dia do exame, enquanto 14 (16,3%) regrediram nesta competência.

Figura 3: Evolução da pontuação da técnica de massagem cardíaca durante o

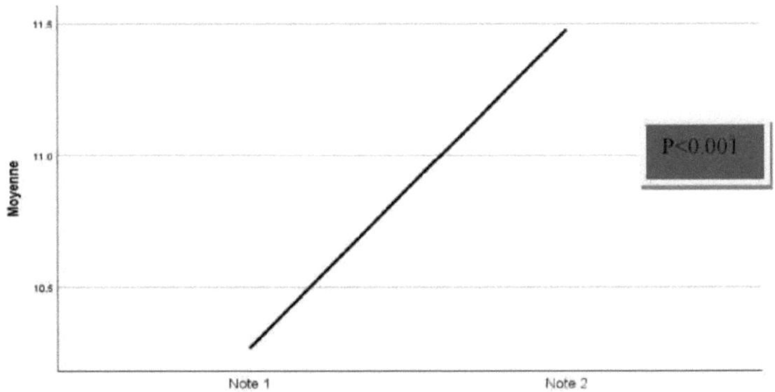

b. Avaliação da aprendizagem de competências não técnicas

Entre os dois grupos sorteados aleatoriamente temos as "competências não técnicas" pela nota ANTS, a primeira média no início da formação foi de 6,4 (±1,7), a média retida no dia do exame (cenário de simulação) foi de 10,2 (±2,5). 85 (89,5%) destes alunos melhoraram as suas notas e 10 (10,5%) tiveram a mesma nota que no início da formação.

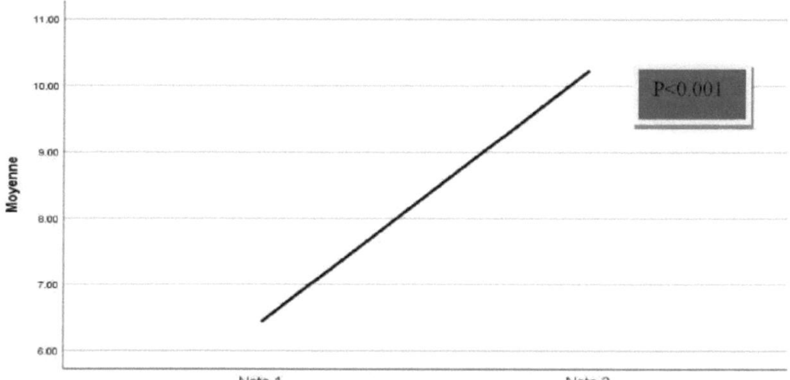

Figura 4: Alterações na pontuação ANTS durante o treino de simulação

3. Avaliação da prática simulada (cenário de simulação)

No final das sessões de formação, os 5 grupos de alunos fazem um exame prático sob a forma de estações "ECOS", em que cada aluno faz o exame como "socorrista" ou como "membro da equipa".

Em cada visita, os alunos pertencentes aos dois grupos sorteados foram avaliados quanto às suas competências técnicas e não técnicas, utilizando as mesmas grelhas utilizadas nos primeiros dias de formação.

No entanto, todos os grupos de alunos realizaram o exame final sob a forma de prática simulada, um cenário de simulação durante o qual os alunos foram avaliados quanto aos seus conhecimentos, competências e atitudes de acordo com uma grelha bem codificada (ver anexo).

A pontuação mediana foi de 16 [15 - 18], e as pontuações dos diferentes grupos estão resumidas na tabela abaixo.

Quadro IV: Pontuação da simulação em função do grupo

Grupo	Mediana [IIQ]
A	16 [15 - 18]
B	15,75 [14,75 - 17]
C	17 [16 - 18]
D	17 [15 - 18,5]
E	15 [14 - 18]

III. Avaliação da satisfação dos estudantes (nível 1 de Kirkpatrick)

No final do módulo de RCP, avaliámos a satisfação dos alunos através de uma grelha de avaliação validada pela instituição, que inclui 44 itens relacionados com a introdução ao módulo e os documentos fornecidos, o equipamento, a qualidade dos cenários, o debriefing e os instrutores.

Eliminámos todos os formulários incorretamente preenchidos ou incompletos,

Foram recolhidos 211 formulários.

A impressão geral dos alunos foi bastante excelente, em mais de 50% das respostas.

Cerca de 77% consideraram a documentação fornecida antes da ação de formação boa ou mesmo excelente. Quanto à avaliação geral da sala de simulação, cerca de 88% consideraram-na boa ou excelente.

87% dos alunos classificaram a capacidade do guião para transmitir atitudes e comportamentos como boa a excelente.

86% dos estudantes consideraram que o debriefing no final do cenário foi construtivo e mais de 90% apreciaram a qualidade geral do debriefing.

A qualidade geral do trabalho dos formadores foi considerada boa a excelente por mais de 91% dos estudantes.

As respostas a este questionário são resumidas no quadro que se segue.

Tabela V: Avaliação da satisfação dos alunos com o módulo CPR

Elemento	Pontuação atribuída pelo aluno (N = 211(P))				
	Inadequado	Insuficiente	Adequado	Bom	Excelente
A introdução					
Documento a ler	1 (0,5)	13 (6,2)	35 (16,6)	91 (43,1	71 (33,6)
Introdução	3 (1,4)	5 (2,4)	29 (13,7)	92 (43,6)	82 (38,9)
Revisão do acionador de vídeo	16 (7,6)	13 (6,2)	33 (15,6)	76 (36)	73 (34,6)
Orientação do simulador	1 (0,5)	9 (4,3)	20 (9,5)	86 (40,8)	95 (45)
Equipamento e ambiente					
Organização geral da sala de simulação	2 (0,9)	2 (0,9)	16 (7,6)	77 (36,5)	114 (54)
Manequins	4 (1,9)	0	16 (7,6)	88 (41,7)	103 (48,8)
Monitor do doente	3(1,4)	0	14 (6,6)	76 (36)	118 (55,9)
Lista de controlo	1 (0,5)	3 (1,4)	28 (13,3)	74 (35,1)	105 (49,8)
Medicação fornecida	3 (1,4)	9 (4,3)	24 (11,4)	74 (35,1)	101 (47,9)
Equipamentos audiovisuais	9 (4,3)	10 (4,7)	23 (10,9)	63 (29,9)	106 (50,2)
Realismo geral do ambiente de simulação	3 (1,4)	3 (1,4)	18 (8,5)	78 (37)	109 (51,7)
Cenários					
Cenários realistas	1 (0,5)	6 (2,8)	14 (6,6)	79 (37,4)	111 (52,6)
Sinais visuais realistas	4 (1,9)	6 (2,8)	25 (11,8)	84 (39,8)	92 (43,6)
Sinais sonoros realistas	3 (1,4)	5 (2,4)	28 (13,3)	81 (38,4)	94 (44,5)
Sinais tácteis realistas	1 (0,5)	9 (4,3)	29 (13,7)	73 (34,6)	99 (46,9)
Realismo dos actores ou parceiros dos doentes nos cenários	0	3 (1,4)	27 (12,8)	74 (35,1)	107 (50,7)

Capacidade do cenário para demonstrar competências técnicas	0	5 (2,4)	21 (10)	76 (36)	109 (51,7)
Capacidade do cenário para realçar atitudes e comportamentos	0	5 (2,4)	18 (8,5)	82 (38,9)	106 (50,2)
Qualidade geral dos guiões	0	3 (1,4)	16 (7,6)	83 (39,3)	109 (51,7)
Debriefing					
Esclareceu uma série de pontos específicos	3 (1,4)	3 (1,4)	21 (10)	84 (39,8)	100 (47,4)
Forneceu feedback construtivo	2 (0,9)	4 (1,9)	23 (10,9)	84 (39,8)	98 (46,4)
Revisão das competências técnicas demonstradas	2 (0,9)	1 (0,5)	21 (10)	82 (38,9)	105 (49,8)
Analisou as atitudes e os comportamentos demonstrados	2 (0,9)	3 (1,4)	18 (8,5)	79 (37,4)	109 (51,7)
Qualidade global da reunião de balanço	2(0,9)	4 (1,9)	12 (5,7)	84 (39,8)	109 (51,7)
Instrutores					
Os professores criaram um ambiente de aprendizagem acolhedor	3 (1,4)	3 (1,4)	13 (6,2)	71 (33,6)	121 (57,3)
Os instrutores facilitaram o debriefing	1 (0,5)	3 (1,4)	19 (9)	60 (28,4)	128 (60,7)
Os formadores conseguiram estabelecer ligações entre os	1 (0,5	1 (0,5)	18 (8,5	64 (30,3	127 (30,3)
Instrutores entusiastas	1 (0,5)	1 (0,5)	22 (10,4)	56 (26,5)	131 (62,1)
Qualidade global do trabalho dos formadores	3 (1,4	0	17 (8,1	62 (29,4	129 (61,1)
Impressão geral do módulo CPR	1 (0,5)	4 (1,9)	11 (5,2)	79 (37,4)	116 (55)

Entre os comentários escritos, dois alunos referiram que o documento fornecido era demasiado longo, tendo um deles referido que o documento não abrangia todos os objectivos. Outros alunos, 7, consideraram o programa de formação demasiado rápido.

Para melhorar o funcionamento das sessões de RCP, os nossos alunos sugerem :

+ Melhoria dos manequins para a gestão da VA e para a massagem cardíaca, com a adição de efeitos visuais e sonoros.

+ Mais cenários, mais ensaios, mais prática limitada pelo tempo

+ Levar mais longe o seminário sobre ECG/perturbações do ritmo

+ Distribuir o módulo de aprendizagem de RCP por 3 dias

+ Ter à disposição protocolos impressos e apresentações em PowerPoint,

+ Gravar vídeos das sessões e publicá-los no YouTube

B. Estudo analítico

I. Estudo univariado

1. Correlação entre a pontuação do pós-teste e a pontuação da prática simulada

Verificou-se uma correlação positiva entre a pontuação do pós-teste e a pontuação da simulação, com um coeficiente de correlação r =0,237, p<0,0001, r^2 =0,056.

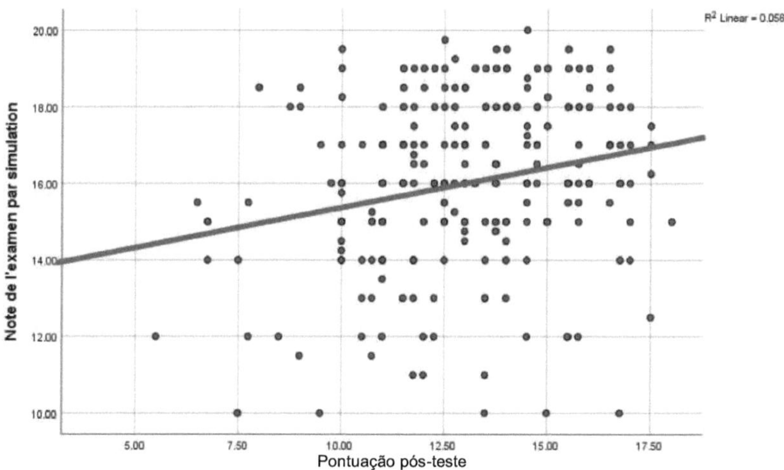

Figura 5: Gráfico de dispersão das classificações do pós-teste em relação às classificações da simulação.

2. Correlação entre a pontuação do pré-teste e a pontuação do pós-teste

Verificou-se uma correlação positiva entre a pontuação do pré-teste e a pontuação do pós-teste, com um coeficiente de correlação $r = 0,474$, $p < 0,0001$, $r2 = 0,245$.

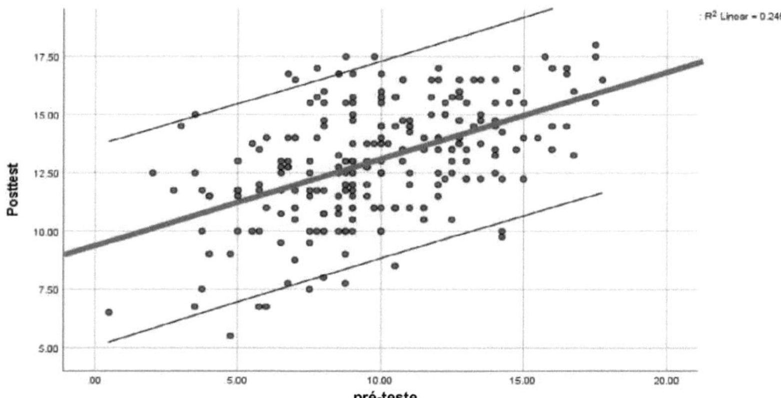

Figura 6: Gráfico de dispersão dos resultados do pós-teste em relação aos resultados do pré-teste

3. Comparação de grupos

a. Sexo

Não se registou qualquer diferença estatisticamente significativa entre homens e mulheres no que diz respeito à melhoria do nível de aprendizagem das diferentes competências (resumida no quadro seguinte).

Quadro VI: Comparação por género

Tipo	Pré-teste	Pós-teste	Simulação
Homens	9,25	12,62	16
Mulher	9,5	13	16
P	**0,582**	**0,402**	**0,247**

b. Ordem de marcha do grupo

Encontrámos uma diferença estatisticamente significativa ($p<0,05$) quando comparámos as pontuações nas diferentes avaliações em relação à ordem em que os grupos foram colocados.

grupos. O grupo A parece ter as pontuações mais elevadas, em comparação com os restantes grupos.

Quadro VII: Comparação por grupo

Grupo	Pré-teste	Pós-teste	Simulação
A	14	14,25	16
B	9,62	12,75	15,75
C	9	13,75	17
D	9	13	17
E	7,75	11	15
p	<0,0001	<0,0001	0,012

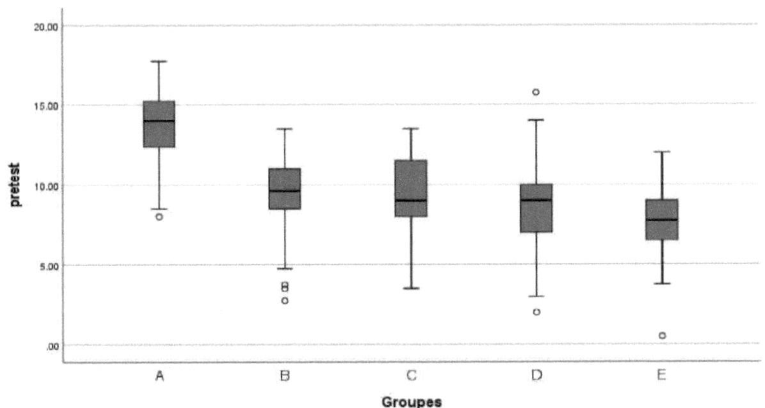

Figura 7: Gráfico de caixa de rato dos resultados do pré-teste por grupo

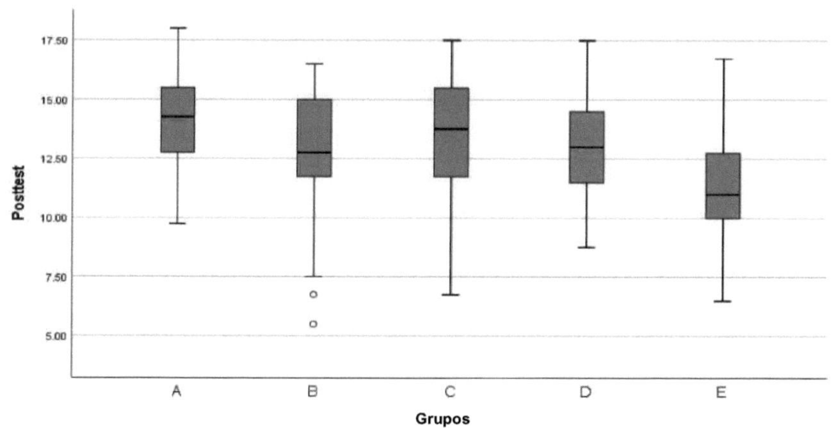

Figura 8: Gráfico de caixa dos resultados do pós-teste por grupo

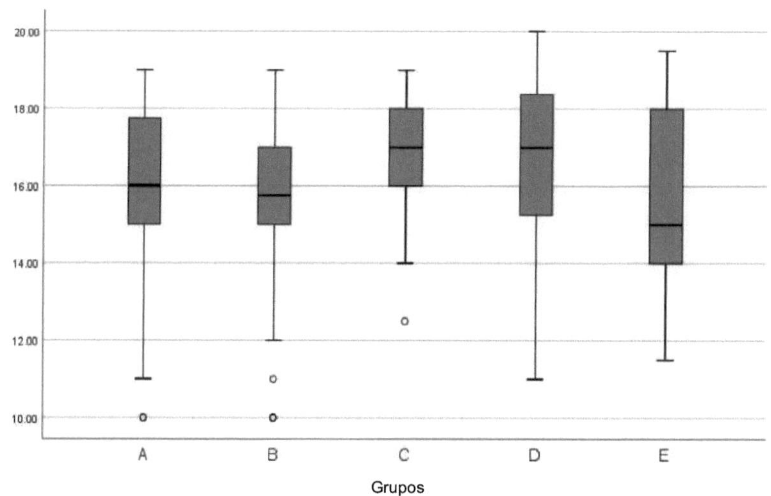

Figura 9: Caixa de bigodes das pontuações da Simulação por grupo

c. Correlação entre os resultados das questões de nível 3 da taxonomia e os resultados do pós-teste :

Dos alunos que não melhoraram as suas classificações no pós-teste, 157 (97,4%) não melhoraram as suas classificações na questão 2, 120 (84,2%) não melhoraram as suas classificações na questão 8, 146 (92,1%) não melhoraram as suas classificações na questão 11 e 115 (7/1%) melhoraram as suas classificações na questão 14.

A não melhoria da curva de aprendizagem para as questões do nível taxonómico 3 teve um impacto negativo na melhoria do nível de conhecimentos teóricos, com uma diferença estatisticamente significativa (p=0,000).

Tabela VIII: Influência das perguntas com nível de taxonomia 3 no desenvolvimento de conhecimentos teóricos

Variável		Pontuação pós-teste		**P**
		Melhoria	Sem melhorias	
Q2	Melhoria	48 (23,4)	1 (2,6)	**0,003**
	Nenhuma melhoria	157 (76,6)	37 (97,4)	
Q8	Melhoria	85 (41,5)	6 (15,8)	**0,003**
	Nenhuma melhoria	120 (58,5)	32 (84,2)	
Q11	Melhoria	59 (28,8)	3 (7,9)	**0,007**
	Nenhuma melhoria	146 (71,2)	35 (92,1)	
Q14	Melhoria	115 (56,4)	11 (28,9)	**0,002**
	Sem melhorias	89 (43,6)	27 (71,1)	
Soma	Melhoria	150 (73,5)	11 (28,9)	**0,0001**
	Sem melhorias	54 (26,5)	27 (71,1)	

Total		205 (100%)	38 (100%)	

Existe uma correlação positiva entre a nota do pós-teste e a soma das notas das questões de raciocínio, com um coeficiente de correlação r = 0,630, p<0,0001, r^2 =0,397.

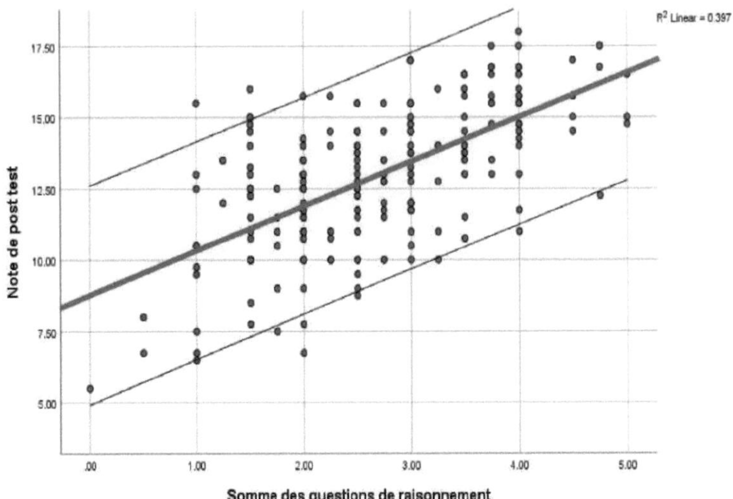

Figura 10: Gráfico de dispersão das pontuações do pós-teste em função da soma das questões de raciocínio.

d. Correlação entre a pontuação da simulação e a soma das perguntas de raciocínio

Verificou-se uma correlação pequena, mas estatisticamente significativa, entre a soma das pontuações nas questões de raciocínio de nível III e a pontuação no exame de simulação.

(r=0,256, p<0,001, r2=0,066).

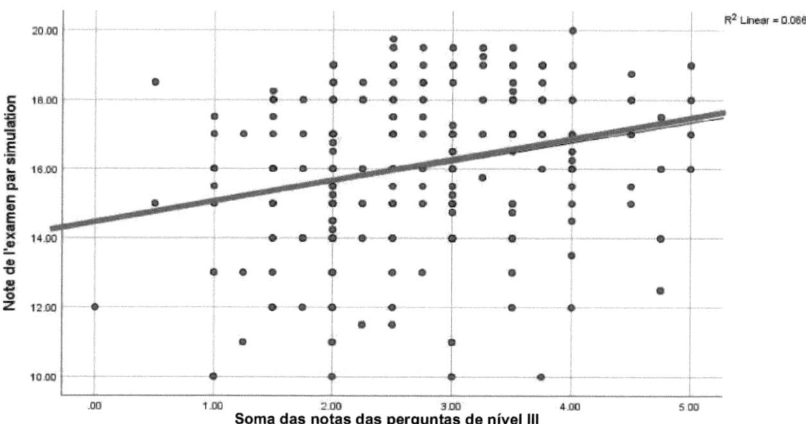

Figura 11: Gráfico de dispersão das pontuações da prática simulada em função da soma das perguntas de raciocínio

e. Correlação entre a pontuação da simulação e soma da pontuação pós-teste, da pontuação ANTS e da pontuação da massagem cardíaca

Existe uma correlação forte e estatisticamente significativa entre a soma dos notas do exame pós-teste, pontuação ANTS, nota de massagem cardíaca e nota do exame por simulação. (r=**0,762**, p<0,001, $\mathbf{r^2}$ **=0,581**).

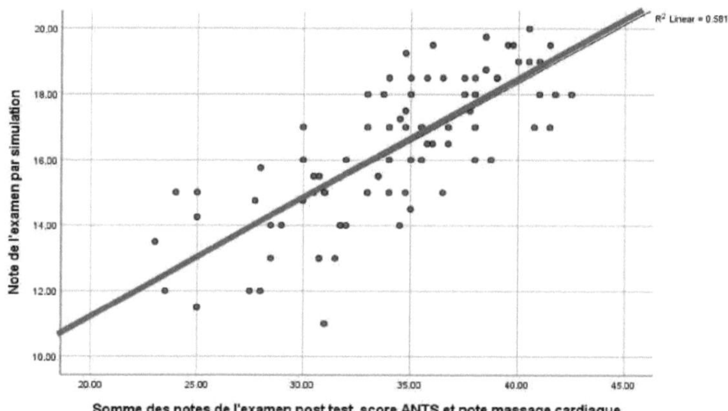

Figura 12: Gráfico de dispersão da pontuação da prática simulada em função da soma das pontuações das perguntas de conhecimento, das pontuações dos gestos técnicos e não técnicos

DISCUSSÃO

O nosso estudo é considerado o primeiro realizado na Faculdade de Medicina de Sousse, permitindo uma avaliação do módulo "RCP" ministrado sob a forma de aprendizagem baseada na simulação aos alunos do DCEM3 durante o ano de 2022-2023.

O objetivo do nosso estudo foi avaliar o nível de conhecimentos teóricos e as competências técnicas e não técnicas dos alunos do DCEM3 antes e depois da aprendizagem baseada na simulação do módulo "RCP avançada".

Os resultados do nosso estudo mostram que a formação baseada na simulação "em frente de um doente em estado crítico" é um método de ensino apreciado pelos nossos alunos. Permitiu uma melhoria estatisticamente significativa dos conhecimentos teóricos, bem como dos conhecimentos técnicos e não técnicos, uma vez que pode afetar os níveis taxonómicos mais elevados.

A simulação parece, portanto, ser uma ferramenta essencial para a aprendizagem, porque inicia uma sistematização da reflexão sobre a ação, permitindo a concetualização e a transferibilidade. Assume diferentes formas e permite uma variedade de oportunidades de aprendizagem. A possibilidade de trabalhar competências não técnicas é uma das principais vantagens destes exercícios (6).

A população do nosso estudo era representada por estudantes de idade relativamente jovem, com uma média de 23,6 (±0,7) e extremos que variavam entre os 22 e os 28 anos.

O primeiro nível de Kirkpatrick é designado por "reação". Este nível avalia a perceção que os formandos têm da formação e do método utilizado, e implica a satisfação dos formandos (4).

No nosso estudo, a impressão global do módulo de RCP foi de 92,4% entre bom e excelente, com mais de metade dos participantes a classificá-lo como excelente. Os participantes ficaram satisfeitos com os documentos fornecidos, a organização da sessão, o realismo dos cenários, a qualidade do debriefing e a qualidade do trabalho dos formadores.

Comparando-os com a literatura, os nossos resultados aproximam-se dos obtidos na Tunísia por L. Bousoffara et al. nos serviços de Pneumologia e de Cuidados Intensivos Médicos dos Hospitais de Mahdia e Monastir, por estudantes que participaram em sessões de formação em simulação de alta fidelidade durante o seu período de formação em pneumologia. A maioria dos estudantes (60%) estava satisfeita com o desenrolar da sua formação. Mais de metade considerou as sessões de simulação realistas (60%), contra 52% que as consideraram excelentes no nosso estudo (1).

um outro realizado por Guillaume Der Sahakian et al. na Universidade de Paris 5, Faculdade de Medicina Paris-Descartes, utilizou a simulação como meio de aprendizagem e demonstrou que a satisfação dos alunos era globalmente boa ou excelente (100%)(7).

Isto prova que a simulação é um meio eficaz para motivar uma aprendizagem de qualidade.

A satisfação dos alunos é de importância primordial e de grande valor para garantir uma aprendizagem de qualidade, mas a avaliação do impacto pedagógico por si só continua a ser insatisfatória, razão pela qual deve ser complementada por uma avaliação teórica e prática.

De acordo com o modelo de Kirkpatrick, o objetivo do segundo nível de "aprendizagem" é determinar se os aprendentes adquiriram novos conhecimentos, desenvolveram ou melhoraram as suas competências e mudaram as suas atitudes. A simulação parece, portanto, ser uma ferramenta essencial para a aprendizagem, uma vez que inicia uma sistematização da reflexão sobre a ação, permitindo a concetualização e a transferibilidade(6).

No nosso estudo, a aprendizagem foi explorada em dois eixos: conhecimentos teóricos e competências técnicas e não técnicas.

A avaliação teórica foi efectuada através de um teste realizado pelos alunos antes e depois do curso de formação. Neste teste tentámos avaliar os diferentes níveis de conhecimento, desde questões cognitivas simples a questões de raciocínio.

A mediana da pontuação no pré-teste foi de 9,5 [7,75 - 12], e a mediana da pontuação no pós-teste foi de 13 [14,75 - 11,5]. No final do dia de formação em RCP, 205 (84,4%) dos alunos melhoraram a sua pontuação. Com uma diferença estatisticamente significativa ($p<0,0001$)

Esta melhoria diz respeito principalmente às questões com um nível taxonómico elevado que requerem raciocínio. Verificámos que 73,5% dos alunos que melhoraram a sua pontuação nas questões de raciocínio melhoraram consequentemente a sua pontuação no pós-teste após a sessão de formação, bem como a sua pontuação na avaliação final (cenário de simulação) com uma diferença significativa ($p<0,001$).

Este facto está em consonância com vários outros estudos. Entre outros, o estudo de Fabien Beaufils et al em Poitiers, França, em 2012, demonstrou que os conhecimentos de RCP das amas, avaliados por um questionário no início e no final da sessão, aumentaram significativamente após a intervenção didática sobre a gestão da paragem cardíaca infantil, a ordem das etapas da RCP, a compressão torácica, a ventilação e a chamada de emergência(8).

Outro estudo experimental realizado com estudantes de medicina de uma universidade no Brasil em 2018 mostrou que, para a maioria dos itens, esses estudantes obtiveram um ganho significativo ($P < 0,05$) em comparação com o pré-teste(9).

No mesmo contexto, um outro estudo realizado em 2017 por Joris Galland no Hospital Tenon com internos do primeiro ano de DES revelou que 83% dos participantes adquiriram novos conhecimentos teóricos após a formação com simulação (10).

Do mesmo modo, um outro estudo realizado na Universidade de Paris Descartes, em França, revelou que a simulação permite melhorar os conhecimentos complementares à experiência, após a compreensão dos obstáculos ligados à aplicação dos conhecimentos teóricos (11).

Vários estudos demonstraram o valor da simulação para a aprendizagem de procedimentos técnicos, nomeadamente no domínio da medicina de urgência e da anestesia de cuidados intensivos (12). Uma das vantagens da simulação num manequim é o facto de permitir o treino dos procedimentos mais comuns (massagem cardíaca externa), bem como dos procedimentos com indicações muito mais raras (punção intercricotiroideia, toracostomia, etc.).

No nosso estudo, optámos por avaliar uma competência técnica essencial para as emergências extremas que todos os estudantes de medicina devem dominar: a massagem cardíaca externa (MCE). Esta avaliação permitiu-nos verificar a mais-valia deste método de ensino para a aprendizagem de competências práticas.

O tratamento da paragem cardíaca exige o domínio de um grande número de técnicas. A simulação permite que cada uma dessas técnicas seja praticada em condições realistas e repetida até ser aprendida. A frequência e a profundidade das compressões torácicas são dois parâmetros técnicos associados ao prognóstico da PCR que são extremamente difíceis de dominar(3).

No nosso estudo, a qualidade da massagem cardíaca foi avaliada através de uma grelha de 13 itens(13). Verificámos uma melhoria nas notas dos alunos; (69,8%) melhoraram significativamente a sua técnica de massagem cardíaca no dia do exame ($p<0,001$).

A simulação de procedimentos reproduz uma parte do corpo humano para aprender um gesto específico, mais ou menos invasivo. Neste mesmo contexto, foi realizado um estudo quase experimental na Faculdade de Ciências Médicas de Shoushtar (IRÃO), em setembro de 2018, que demonstrou que o treino de simulação de um parto vaginal (VB) aumentou

melhorou significativamente o desempenho dos estudantes no parto normal num ambiente real durante o período de formação(14) Outro estudo realizado por Guillaume Der Sahakian et al na Universidade de Paris 5, Faculdade de Medicina Paris-Descartes, com internos, mostrou que as competências técnicas dos internos avaliadas durante vários cenários mostraram um aumento significativo de 46% (7).

Uma revisão bibliográfica dos estudos de avaliação da simulação de alta fidelidade em obstetrícia, efectuada em 2020 no âmbito de uma dissertação para a obtenção do diploma de estado de obstetrícia na Universidade Claude Bernard

- Lyon 1, utilizando o método PRISMA, concluiu que se verificou uma melhoria significativa das competências do grupo formado por simulação em termos de destreza e eficácia das manobras (quer se trate de reanimação neonatal, de gestão da HPP ou de distócia de ombros durante o parto (12)).

Os termos competências técnicas e não técnicas estão intimamente ligados à simulação dos cuidados de saúde, mas as competências não técnicas, que devem englobar todas as competências relacionais, atitudinais e de comunicação, são mais complexas de definir (15).

No nosso estudo, as competências não técnicas foram avaliadas utilizando a escala ANTS, que se baseia em 4 itens e se divide em 15 elementos, cada um dos quais contém exemplos de comportamento (16)

A simulação não serve apenas para ensinar competências técnicas. Utilizando este método de aprendizagem, podemos colocar os nossos alunos em situações da vida real e ensiná-los a trabalhar em equipa, a comunicar e a compreender a liderança.

O nosso estudo mostrou uma melhoria significativa nas classificações das competências não técnicas no dia do exame (89,5%), com classificações médias que variam entre 6,4 e 10,2.

A simulação melhora a comunicação entre os prestadores de cuidados e entre estes e os doentes.

Por exemplo, o anúncio de uma doença ou de uma má notícia foi objeto de vários estudos, que demonstraram o interesse da simulação para comunicar este tipo de informação ao doente (11).

Este facto foi igualmente demonstrado por Richard et al, que demonstraram a melhoria e o domínio das competências de gestão de recursos em situações de crise (CRM) dos participantes, bem como uma boa compreensão dessas competências durante o debriefing. Dos nove critérios de desempenho de CRM auto-relatados estudados, todos relataram uma melhoria nas suas competências não técnicas de CRM(17). Jason Y et al. mostraram igualmente a contribuição adicional da formação em equipa baseada na simulação em urologia. Os residentes avaliaram o cenário de formação em equipa baseado na simulação como útil para a formação de competências de comunicação interdisciplinares (18) A simulação desempenha um papel crucial na educação médica, oferecendo oportunidades de aprendizagem práticas e inovadoras. Permite intercâmbios e colaborações multidisciplinares, promovendo o desenvolvimento de projectos entre diferentes centros de simulação, oferece possibilidades pedagógicas ilimitadas mesmo com recursos limitados, melhorando o ensino para os estudantes de medicina.

A integração da simulação no ensino da medicina está a melhorar o processo de licenciamento, a certificação e a qualidade dos cuidados prestados aos doentes, contribuindo assim para a sua segurança. Comparado com os simuladores de voo para pilotos, o seu papel tornou-se essencial na aprendizagem pela prática da medicina e dos cuidados de saúde.

As limitações do nosso estudo foram o pequeno tamanho da amostra e o facto de se ter baseado numa única coorte, o que poderia levar a um viés de seleção; além disso, foi um estudo que se referia apenas aos níveis 1 e 2 de Kirkpatrick cuidados com o paciente.

No entanto, o nosso estudo foi o primeiro na nossa instituição a avaliar a qualidade da aprendizagem baseada na simulação, estudando a relação entre a simulação e os conhecimentos teóricos e práticos, bem como a curva de aprendizagem dos estudantes de medicina em diferentes níveis taxonómicos. A formação baseada na simulação oferece aos estudantes de medicina um ambiente seguro e controlado para a prática de técnicas avançadas (RCP) sem colocar em risco os doentes reais, melhorando a aquisição de conhecimentos, a tomada de decisões e o desempenho em comparação com os métodos de ensino tradicionais. É por esta razão que as escolas de medicina o incorporaram como complemento dos métodos de ensino tradicionais, a fim de contribuir para o desenvolvimento de futuros médicos competentes. No entanto, tem as suas limitações em termos de custos e de aplicação.

CONCLUSÃO

Através do nosso estudo, a simulação aparece como uma ferramenta essencial para a aprendizagem, porque inicia uma sistematização da reflexão sobre a ação, permitindo a concetualização e a transferibilidade. Assume diferentes formas e permite uma variedade de experiências de aprendizagem. A simulação é uma ferramenta poderosa para o ensino e a avaliação das CNT nos estudantes de medicina. A sua utilização crescente na formação médica atesta a sua importância para o futuro dos nossos sistemas de saúde. O nosso estudo mostrou uma melhoria significativa das competências não técnicas dos estudantes no dia do exame. A simulação melhora a comunicação entre os profissionais de saúde e entre estes e os doentes, nomeadamente em situações sensíveis como a transmissão de más notícias. Também melhora as competências de gestão de recursos em situações de crise e a comunicação interdisciplinar. À semelhança dos simuladores de voo para os pilotos, a simulação desempenha um papel crucial na aprendizagem prática da medicina e dos cuidados de saúde, oferecendo inúmeras oportunidades educativas, mesmo com recursos limitados. A sua integração na formação médica melhora os processos de acreditação e certificação, melhorando a qualidade geral dos cuidados prestados aos doentes.

A simulação é um método pedagógico que permite adquirir e/ou otimizar um certo número de competências, tais como a comunicação, o trabalho em equipa e os conhecimentos teóricos. A possibilidade de trabalhar as competências não técnicas é uma das principais vantagens destes exercícios. Trata-se de um meio essencial para manter a segurança dos pacientes, limitando o risco de erros. A simulação no domínio da medicina é um método de aprendizagem que está a ser cada vez mais desenvolvido nas especialidades de cuidados intensivos.

Numerosos estudos demonstram que a simulação melhora significativamente as competências não técnicas (NTS) dos estudantes de medicina, com um impacto positivo na segurança dos doentes. A sua contribuição para o desenvolvimento de futuros médicos competentes e preocupados com a segurança dos doentes é inegável. Continua a ser um instrumento poderoso para o ensino e a avaliação das CNT nos estudantes de medicina. A sua utilização crescente na formação médica atesta a sua importância para o futuro dos nossos sistemas de saúde. O nosso estudo mostrou uma melhoria significativa das competências não técnicas dos estudantes no dia do exame. A simulação melhora a comunicação entre os profissionais de saúde e entre estes e os doentes, nomeadamente em situações sensíveis como a transmissão de más notícias. Melhora também as competências de gestão de recursos em situações de crise e a comunicação interdisciplinar.

O objetivo é, portanto, promover esta ferramenta pedagógica de aprendizagem, em particular para os estudantes de medicina no seu último ano como externos, numa tentativa de os preparar para lidar com situações da vida real nos seus locais de estágio.

Perspectivas: Através do nosso estudo, tentámos avaliar os níveis 1 e 2 de Kirkpatrick. O desafio continua a ser avaliar o terceiro nível, denominado "transferência", que permite avaliar as alterações e as modificações do comportamento dos formandos no seu ambiente de trabalho, e o quarto nível, denominado "resultado", que permite identificar o impacto da formação em simulação na gestão dos pacientes.

REFERÊNCIAS

1. O contributo da aprendizagem baseada na simulação para o ensino da pneumologia - ScienceDirect [Internet]. [citado 7 Out 2023]. Disponível em: https://www.sciencedirect.com/science/article/abs/pii/S07618425193107707 via %3Dihub

2. O PAPEL DA SIMULAÇÃO NA APRENDIZAGEM DA RESUSCITAÇÃO DE ARRESTOS CARDÍACOS EM ESTUDANTES DE MEDICINA DO 5º ANO - Google Search [Internet]. [cited 10 Oct 2023]. Disponível em: https://www.google.com/search?sca_esv=572214004&rlz=1C1GCEA_enTN89 9TN899&sxsrf=AM9HkKky0gLICxsXGEwsNK-vlIkovmyABA:1696950672062&q=LOCAL+DE+SIMULACAO+EM+L%27APPRENTISSAGE+EM+L%E2%80%99CARDIATO+ARRETO+PARA+ESTUDANTES+DE+5+EME+ANNEE+MEDICINA+O+ROLO+DE+SIMULACAO+EM+CARDIAC+ARREST+RESUSCITACAO+EM+5+ANO+MEDICO+ESTUDANTES&spell= 1 &sa=X&ved=2ahUKEwjZq4nw4euBAxUhTKQEHYrHDkIQBSgAegQICBAB&cshid=1696950830707905&biw=1440&bih=789&dpr=1

3. Drummond D. Aprendizagem por simulação em pediatria: o exemplo da paragem cardiorrespiratória em crianças. Ann Fr Médecine D'urgence. 1 Jul 2019;9(4):254-60.

4. 23-2010lelouarn-pottiez.pdf.

5. Ung N. Simulation en santé : état des lieux et mise en place pratique. Prat En Anesth Réanimation [Internet]. 14 Nov 2023 [citado 21 Nov 2023]; Disponível em: https://www.sciencedirect.com/science/article/pii/S1279796023001468

6. Masson E. O interesse pedagógico da simulação [Internet]. EM-Consulte. [citado 10 out 2023]. Disponível em: https://www.em-consulte.com/article/1079797/interet-pedagogique-de-la-simulation

7. Guillaume DER SAHAKIAN, Lecomte FRANÇOIS, Kansao J, Grégory CARDOT, Kierzek G, Boubaker H, Claessens YE, Jean-Louis POURRIAT. Formação de internos em medicina de urgência: a simulação, um elo essencial? - Pesquisa Google [Internet]. [citado 4 de maio de 2024]. Available from:
https://www.google.com/search?q=Guillaume+DER+SAHAKIAN%2C+Lec
om
te+FRAN%C3%87OIS%2C+Kansao+J%2C+Gr%C3%A9gory+CARDOT%
2C +Kierzek+G%2C+Boubaker+H%2C+Claessens+YE%2C+Jean-
Louis+POURRIAT.+Formation+des+internes+en+m%C3%A9decine+d%E
2%
80%99urgence+%3A+la+simulation%2C+un+maillon+indispensable+%3F
&rlz =1C1
GCEA_enTN899TN899&oq=Guillaume+DER+SAHAKIAN%2C+Leco
mte+FRAN%C3%87OIS%2C+Kansao+J%2C+Gr%C3%A9gory+CARDOT
%2 C+Kierzek+G%2C+Boubaker+H%2C+Claessens+YE%2C+Jean-
Louis+POURRIAT.+Formation+des+internes+en+m%C3%A9decine+d%E
2%
80%99urgence+%3A+la+simulation%2C+un+maillon+indispensable+%3F
&aq s=chrome..69i57.1439j0j15&sourceid=chrome&ie=UTF-8

8. Beaufils F, Ghazali A, Boudier B, Gustin-Moinier V, Oriot D. Desempenho e conhecimentos dos assistentes de enfermagem sobre reanimação cardiopulmonar: Impacto do treinamento baseado em simulação. Front Pediatr. 2020;8:356.

9. Silva NL de C, de Melo M do CB, Liu PMF, Campos JPR, Arruda M de A. Ensino de suporte básico de vida para estudantes de medicina: Avaliação da

aprendizagem e retenção do conhecimento. J Educ Health Promot. 2023;12:218.

10. Simulação em saúde : 1 re expérience en D.E.S de médecine interne | Request PDF [Internet]. [citado 4 de maio de 2024]. Disponível em:

https://www.researchgate.net/publication/321437322_Simulation_en_sante_1_r e_experience_in_DES_internal_medicine

11. Hawkins A, Tredgett K. Use of high-fidelity simulation to improve communication skills regarding death and dying: a qualitative study. BMJ Support Palliat Care. Dez 2016;6(4):474-8.

12. A contribuição da simulação para a gestão de emergências com risco de vida - Google Search [Internet]. [citado 4 de maio de 2024]. Disponível em: https://www.google.com/search?q=Apport+of+simulation+for+taking+in+charge+of+vital+emergencies&rlz=1C1GCEA_enTN899TN899&oq=Contribution+of+simulation+for+taking+in+charge+of+vital+emergencies&aqs=chrome..69i57j69i60.1513j0j15&sourceid=chrome&ie=UTF -8

13. 2015NICEM013.pdf.

14. Pajohideh ZS, Mohammadi S, Keshmiri F, Jahangirimehr A, Honarmandpour A. Os efeitos da formação em simulação de parto vaginal normal nas competências clínicas dos estudantes de obstetrícia: um estudo quase experimental. BMC Med Educ. 19 de maio de 2023;23(1):353.

15. Couarraze S, Saint-Jean M, Marhar F, Geeraerts T. A simulação nos cuidados de saúde, uma ferramenta pedagógica vetor de mudança na qualidade de vida no trabalho para os profissionais de anestesia reanimação anestesia. 2016.

16. Moll-Khosrawi P, Kamphausen A, Hampe W, Schulte-Uentrop L, Zimmermann S, Kubitz JC. Habilidades não técnicas dos estudantes de anestesiologia: desenvolvimento e avaliação de um sistema de marcadores

comportamentais para estudantes (AS- NTS). BMC Med Educ. 13 de junho de 2019;19(1):205.

17. Blum RH, Raemer DB, Carroll JS, Sunder N, Felstein DM, Cooper JB. Crisis resource management training for anaesthesia faculty: a new approach to continuing education. Med Educ. Jan 2004;38(1):45-55.

18. Lee JY, Mucksavage P, Canales C, McDougall EM, Lin S. High Fidelity Simulation Based Team Training in Urology: A Preliminary Interdisciplinary Study of Technical and Nontechnical Skills in Laparoscopic Complications Management (Um estudo preliminar interdisciplinar de competências técnicas e não técnicas na gestão de complicações laparoscópicas). J Urol. abril de 2012;187(4):1385-91.

APÊNDICES

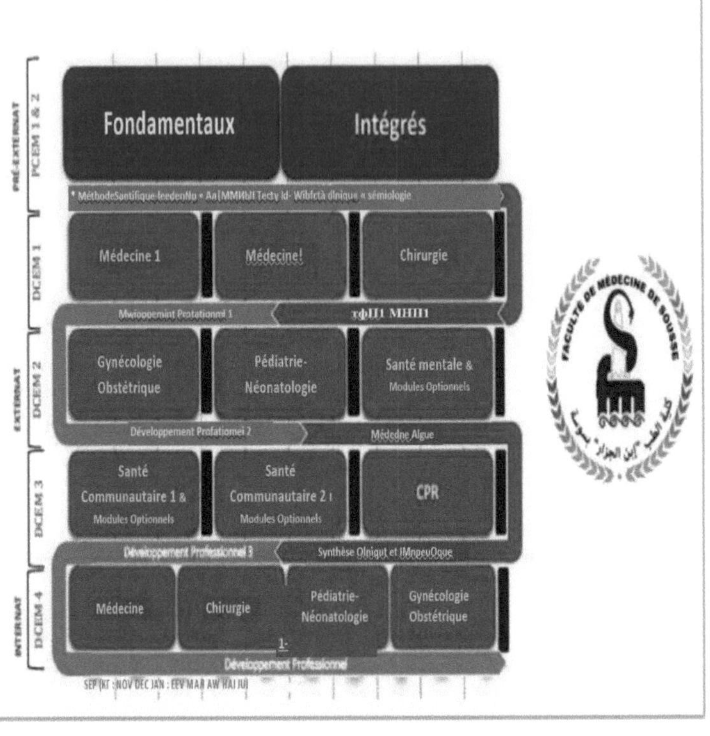
PRÉ-EXTERNAT
PCEM 1 & 2
Fondamentaux
Intégrés
DCEM 1
Médecine 1
Chirurgie
EXTERNAT
DCEM 2
Gynécologie
Obstétrique
Pédiatrie-
Néonatologie
Santé mentale &
Modules Optionnels
Développement Profationel 2
DCEM 3
Santé
Communautaire 1 &
Modules Optionnels
Santé
Communautaire 2
Modules Optionnels
CPR
Développement Professionnel 3
INTERNAT
DCEM 4
Médecine
Chirurgie
Pédiatrie-
Néonatologie
Gynécologie
Obstétrique
Développement Professionnel
FACULTÉ DE MÉDECINE DE SOUSSE

Nom .... Prénom.................

Age..........................

Bonjour chers étudiants , vous êtes invités à répondre à ce questionnaire considéré comme un pré et un post est , qui s'introduit dans le cadre d'un travail de recherche se déroulant l'échelle institutionnelle , pour essayer d'évaluer « l'Apport de l'apprentissage par simulation dans la réanimation cardio pulmonaire avancé pour les étudiants en médecine sous graduer » comme nous sommes actuellement à la 3ème cohorte de notre faculté, vous avez eu votre support de cours théorique sur la plateforme, vous êtes appelés à répondre à ce questionnaire secondairement vous allez pratiquer tout au long de cette journée des différents « workshops » faisant répondre à des objectifs techniques et non techniques , on va vous noter sur ses compétences ainsi que sur le pré et post test pour essayer de dresser la courbe d'apprentissage ainsi que les différents niveaux d'apprentissage qu' on peut toucher avec cette nouvelle approche .

(NB que la note de ce teste ne fait pas partie de votre note d'examen final)

Si vous acceptez de participer, veuillez répondre à ce questionnaire

Merci

Evaluation des connaissances CPR 2023

1- **Pendant la réanimation cardio-pulmonaire avancée à l'hôpital :**
   a. un rapport de 5 ventilations pour 15 compressions cardiaques est correct
   b. la vérification d'une respiration normale ne doit pas durer plus de 10 secondes
   c. les mains devraient être positionnées sur le tiers supérieur du sternum pour réaliser les compressions thoraciques
   d. un coup de poing précordial peut être donné lors d'un arrêt par fibrillation ventriculaire devant témoin et monitoré
   e. des insufflations bouche à bouche sont recommandées

2- **Vous arrivez 4 minutes après arrêt cardiaque chez une femme de 70 kg. Un accès IV est en place et il n'y a pas de pouls. L'ECG confirme une asystolie. Deux infirmières effectuent une RCP de manière efficace. Vous recommandez :**
   a. administration d'un choc 360 J
   b. bicarbonate de sodium 500 mmol IV
   c. chlorure de calcium 5 ml solution 10% IV
   d. adrénaline 1 mg IVD.
   e.administrer de la cordarorne 300mg en i.v.d

3- **Enumérer les différents rythmes choquables qu' on peut trouver lors d'un ACR**

4. **Au cours de la gestion des voies aériennes**

a. La meilleure approche pour reconnaitre l'obstruction des voies aériennes est la VEA (voir/écouter/aspirer)
b. La libération des voies aériennes se base sur l'aspiration /mettre une canule oropharyngée
c. La canule doit être introduite rapidement dans la bouche du patient indépendamment de la taille
d. On peut utiliser comme moyen supra glottique le tube laryngé, le masque laryngé, et l'IGel
e. La perméabilité des voies aériennes et la ventilation des poumons sont des composants important à la ventilation

5- Pour le monitoring du rythme cardiaque :

a. une fréquence ventriculaire de 60 à 100 pulsations/min est considérée normale
b. une asystolie se présente comme un tracé complètement plat
c. La fréquence cardiaque est calculée en divisant le nombre de grands carrés entre 2 ondes R par 60
d. une tachycardie ventriculaire va toujours nécessiter une Cardioversion immédiate
e. pour analyser un tracé électrique on doit répondre au minimum à 6 questions

6- La prise en charge correcte d'un patient adulte en FV comprend : DE

a. digoxine 500 µg IV
b. 1 mg d'adrénaline après chaque choc
c. 3 mg d'atropine après deux boucles de RCP
d. un choc initial bi phasique avec une énergie maximale 200j
e. 300 mg de cordaronne en association avec le 3è CEE si persistance de la FV

7- Les compressions thoraciques :

a. ne doivent pas être interrompues pour vérifier le pouls sauf si le patient montre des signes de vie
b. deviennent en continue après une intubation orotrachéale
c. devrait être effectuées à un rythme de 60/minute pour les adultes
d. devraient être commencées pour tout patient inconscient
e. Le temps de compression égal au temps de décompression

8- monsieur MN de 56 tabagiques actif, s'est présenté aux urgences pour une douleur thoracique à l'examen il a perdu conaissance, le tracé électrique lors du monitorage du patient était comme suit :

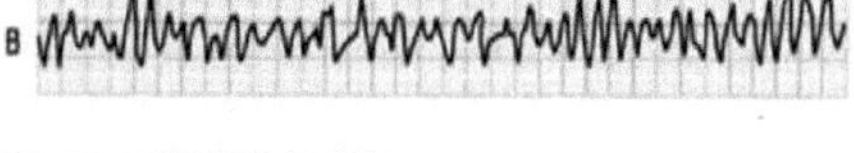

Décrire votre conduite à tenir immédiate

9- L'approche ABCDE

a) Permet une évaluation rigoureuse d'un patient présentant un ACR
b) Est une évaluation clinique où l appréciation des voies aériennes libres et sures représente le « B »
c) Est une approche au cours de la quelle il faut toujours faire une évaluation de l'état du patient suivie d'une action
d) Consiste à faire un examen clinique complet d'un patient en état critique et le réévaluer régulièrement
e) Travailler en équipe mais sans retour d'informations et sans communication

10- Au cours d'une réanimation cardio pulmonaire :

a. le rythme doit être vérifié toute les 5 min
b. Il faut toujours penser aux causes réversibles
c. Il faut arrêter le massage cardiaque pour identifier le rythme
d. On doit traiter les causes réversibles
e. L'intubation orotrachéale du patient est primordiale

11. Mme S.D se présente aux urgences avec une FA rapide à 180 primo découverte, à l'examen elle présente une sat 92% avec une TA 09/60, des extrémités froides

Décrire votre conduite à tenir immédiate

12- Les (la) cause(s) réversible(s) recherché(es) :

a. Sont identifiés par les 5H et 5T
b. Peuvent être une hypoglycémie ; une hyperkaliémie ; un pneumothorax, une embolie pulmonaire ...
c. Nécessite(nt) parfois l'arrêt du massage cardiaque pour examiner le patient
d. Peut être une hypo volémie nécessitant une transfusion
e. Peut être une bradycardie nécessitant le recours à l'atropine

13- pour le bon déroulement d'une RCP

a. Il faut se répartir les tâches en fonction des compétences des intervenants
b. Le team leader doit contrôler le bon déroulement des instructions données au membre de son équipe
c. Les teams membres doit travailler en silence, chacun fait sa tâche discrètement
d. A la fin de la RCP toute l'équipe doit faire le débriefing pour en discuter les points à améliorer
e. Un team membre peut faire plus qu'une tache à la fois s'il est le plus compétant

14- monsieur M.N âgé de 65 ans diabétique sous ADO est arrivé aux urgences pour une douleur thoracique, brutalement il a présenté un ACR, après reconnaissance de l'ACR, on a identifié un BAV complet à 35c/min,

***Notre conduite à tenir est de :

a. Commencer immédiatement le massage cardiaque
b. Administrer immédiatement l'adrénaline à raison 1 mg en ivd
c. Administre un CEE avec une énergie maximale
d. Donner de l'atropine à raison de 0.5mg toute les 5 min
e. Chercher la cause le l'ACR avant d'administrer un traitement

***la RCP de monsieur M.N a duré 8min tout en gardant le même rythme, il a récupéré un pouls avec un rythme régulier sinusale :

a. Au cours de son RCP monsieur MN a reçu 4mg d'adrénaline
b. La cordaronne doit être administré dans le 3è cycle (6min)
c. Devant la douleur thoracique, on doit thrombolyser le patient pendant la RCP
d. Au cours de la RCP, on doit délivrer un CEE chaque fois que le rythme devient choquable
e. en post récupération, on doit évaluer le patient selon l'approche ABCDE

08:30-09 :00	Introduction		
09:00 - 09 :45	Workshop: BLS and defibrillation		
	Classe 1	Classe 2	Classe 3
09:45- 10:45	Workshop :deteriorating Patient ABCDE		
	Classe 1	Classe 2	Classe 3
10:45 - 11:00	Coffee/Tea		
11: 00- 11 :45	Workshop: Airway &intraosseous access		
	Classe 1	Classe 2	Classe 3
11:45 – 13:15	Workshop: Rhythm/EKG Tachycardia-Cardioversion Bradycardia-Pacing		
	Classe 1	Classe 2	Classe 3
13:15-13:30	Lecture "ALS algorithm" :		
13:30- 14:15	LUNCH		
14:15-14:45	CAST Demo incl NTS		
14:45-15:30	CASTeach 1:shockable rhythms (SCA) +CASTeach 4 Post Resuscitation TSV		
	Classe 1	Classe 2	Classe 3
15:30-16:15	CASTeach2: Non-shockable rhythms (Hypovolaemia) +CASTeach 3 Decision making (asystolie) Trauma		
	Classe 1	Classe 2	Classe 3
16:15 -17:00	Special CircumstancesAnaphylaxia Asthma Electrolyte disorders		
	Classe 1	Classe 2	Classe 3

Cesime FMS

Classe 1	
Classe 2	
Classe 3	

CESU CHU SAHLOUL

Classe 1	
Classe 2	
Classe 3	

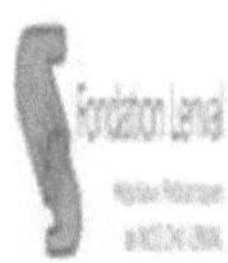

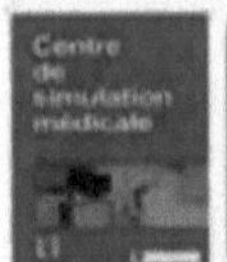

RESCAPE-CM

Evaluation du massage cardiaque du

adult

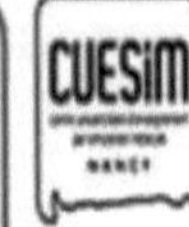

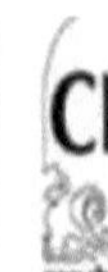

NOM	PRENOM

Sim(=I) Não(=0)

	Princípios gerais		
HM-1	Método de massagem adequado para Г Це		
HM-2	Colocar a criança numa superfície dura ou numa prancha de massagem		
HM-3	Frequência correta (100-120/mm)		
HM-4	Ração compressão /relaxamento dtl'il ________		
HM-5	Compressão/ventilação Rabo dq 30/2		
	Correção da depressão torácica */1/3 do* domrtrp *anttfü potitnturl*		
HM-7	Etapa (f) interrupção do gesto		

	Massagem cardíaca de -) P U		
HM-8	A mãe corretamente posicionada no tórax (fobn on *b mo "t bfénture of the sternum)*		
HM-9	Dedos não apoiados no peito		
ИМ-10	Posicionamento correto do socorrista /bterobment à b inrtme)		
ИМ-II	Braços estendidos com os cotovelos bloqueados		
HM-12	Depressão do tórax perpendicular à taxa do corpo		
HM-u	O calcanhar da mão não se levanta do peito durante a fase de relaxamento		

Anesthesiologist's Nontechnical Skills (ANTS) Global Rating Scale

Subtopics	Elements	Partial Rating (1-4)	Global Category Rating (1-4)
Task Management			
	Planning and preparing		
	Prioritizing		
	Providing and maintaining standards		
	Identifying and utilizing resources		
Team Working			
	Coordinating activities with team		
	Exchanging information		
	Using authority and assertiveness		
	Assessing capabilities		
	Supporting others		
Situation Awareness			
	Gathering information		
	Recognizing and understanding		
	Anticipating		
Decision-making			
	Identifying options		
	Balancing risks and selecting options		
	Reevaluating		
	TOTAL POINTS (total of global ratings)		

•

•

Rating Options		Descriptor
Good	4	Performance was of a consistently high standard, enhancing patient safety; it could be used as a positive example for others
Acceptable	3	Performance was of a satisfactory standard but could be improved
Marginal	2	Performance indicated cause for concern, considerable improvement is needed
Poor	1	Performance endangered or potentially endangered patient safety, serious remediation is required

•

• Subject Number ____________ Date ____________

MODELE D'EVALUATION DE LA FORMATION DE KIRKPATRICK

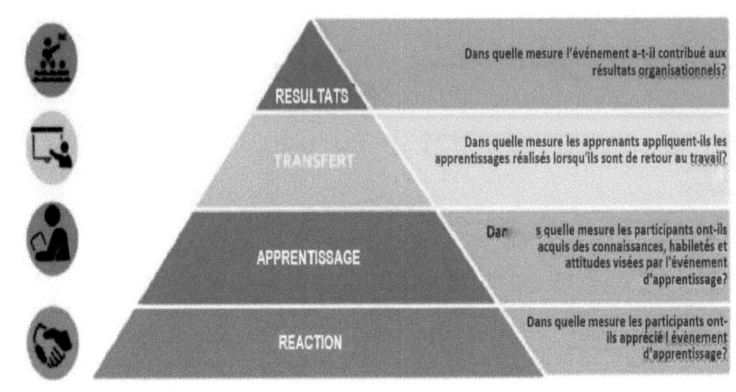

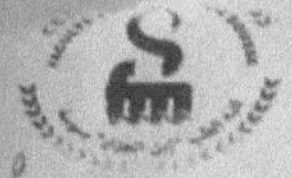

Université de Sousse
Faculté de médecine de Sousse
Centre de Simulation Médicale de Sousse

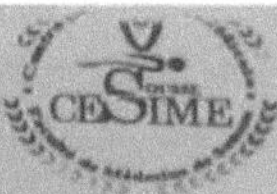

Date:.......................Année d'étude:.......................Titre de la séance:.......................

ÉVALUATION DE LA FORMATION PAR SIMULATION

Veuillez évaluer les différents éléments de ce programme de formation en utilisant l'échelle ci-dessous :

1 - Inadéquat 2 - Insuffisant 3 - Adéquat 4 - Bon 5 - Excellent

INTRODUCTION	1	2	3	4	5
Document à lire	☐	☐	☐	☐	☒
Présentation de l'introduction	☐	☐	☐	☐	☒
Révision du vidéo déclencheur	☐	☐	☐	☐	☐
Orientation au simulateur	☐	☐	☐	☐	☐

Commentaires

ÉQUIPEMENTS ET ENVIRONNEMENT	1	2	3	4	5
Organisation générale de la salle de simulation	☐	☐	☐	☐	☒
Mannequins	☐	☐	☐	☐	☒
Moniteur du patient	☐	☐	☐	☐	☒
Aide mémoire	☐	☐	☐	☐	☒
Médication fournie	☐	☐	☐	☐	☒
Équipement audiovisuel	☐	☐	☐	☐	☒
Réalisme général de l'environnement de simulation	☐	☐	☐	☐	☐

Commentaires

SCÉNARIOS	1	2	3	4	5
Réalisme des scénarios	☐	☐	☐	☐	☒
Réalisme des indices visuels	☐	☐	☐	☒	☐
Réalisme des indices sonores	☐	☐	☐	☒	☐
Réalisme des indices tactiles	☐	☐	☐	☒	☐
Réalisme des acteurs ou patients partenaires dans les scénarios	☐	☐	☐	☐	☒
Capacité du scénario à faire valoir les habiletés techniques	☐	☐	☐	☐	☒
Capacité du scénario à faire valoir les attitudes et comportements	☐	☐	☐	☐	☒
Qualité générale des scénarios	☐	☐	☐	☐	☒

Commentaires

" DÉBRIEFING "	1	2	3	4	5
Le " débriefing " a permis de clarifier certains éléments particuliers.	☐	☐	☐	☐	☒
Le " débriefing " a permis une rétroaction constructive.	☐	☐	☐	☒	☐
Le " débriefing " a permis de revoir les habiletés techniques démontrées.	☐	☐	☐	☒	☐
Le " débriefing " a permis de revoir les attitudes et comportements démontrés.	☐	☐	☐	☐	☒
Qualité générale du " débriefing "	☐	☐	☐	☐	☒

Commentaires

INSTRUCTEURS	1	2	3	4	5
Les instructeurs ont créé un environnement d'apprentissage accueillant.	☐	☐	☐	☐	☒
Les instructeurs ont facilité le " débriefing ".	☐	☐	☐	☐	☒
Les instructeurs ont su créer des liens entre les scénarios et des cas réels.	☐	☐	☐	☐	☒
Enthousiasme des instructeurs	☐	☐	☐	☐	☒
Qualité générale du travail des instructeurs	☐	☐	☐	☒	☐

Est-ce que vous avez ressenti un conflit d'intérêt au biais ? ☒ non ☐ oui

Commentaires

EN GÉNÉRAL	1	2	3	4	5
Impression générale	☐	☐	☐	☐	☒

Quelles parties de l'atelier ou du programme ai-je le plus aimé ?

Quelles parties de l'atelier ou du programme ai-je le moins aimé ?

Qu'est-ce qui pourrait rendre cet atelier ou programme meilleur ?

Commentaires

ÍNDICE

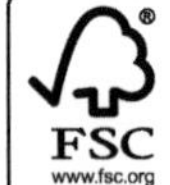

MIX
Papier aus verantwortungsvollen Quellen
Paper from responsible sources
FSC® C105338

Printed by Books on Demand GmbH, Norderstedt / Germany